BEI GRIN MACHT SICH IHR WISSEN BEZAHLT

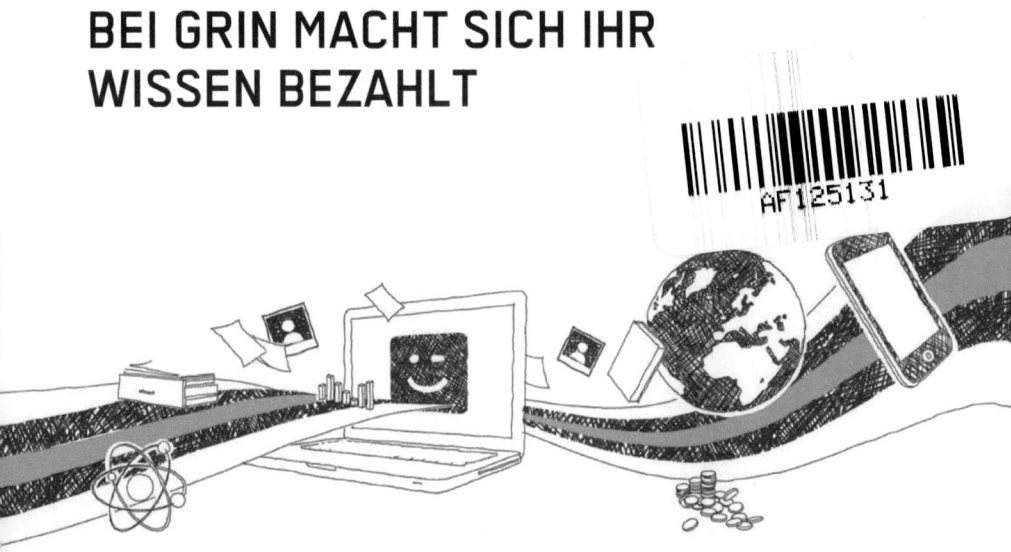

AF125131

- Wir veröffentlichen Ihre Hausarbeit,
  Bachelor- und Masterarbeit

- Ihr eigenes eBook und Buch -
  weltweit in allen wichtigen Shops

- Verdienen Sie an jedem Verkauf

Jetzt bei www.GRIN.com hochladen
und kostenlos publizieren

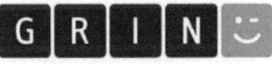

Bibliografische Information der Deutschen Nationalbibliothek:

Die Deutsche Bibliothek verzeichnet diese Publikation in der Deutschen National-
bibliografie; detaillierte bibliografische Daten sind im Internet über http://dnb.d-
nb.de/ abrufbar.

Impressum:

Copyright © 2011 GRIN Verlag
Druck und Bindung: Books on Demand GmbH, Norderstedt Germany
ISBN: 9783668917446

Dieses Buch bei GRIN:

https://www.grin.com/document/459330

Benjamin Schmidt

Hospitationsarbeit im Krankenhaus. Diabetisches Fuß-syndrom

GRIN Verlag

Hospitationsarbeit im Krankenhaus

Fachbereich:
Fußambulanz

Thema:
Diabetisches Fußsyndrom

Inhaltsverzeichnis

1. Beschreibung der Hospitationsstelle

1.1 Allgemeines zum Klinikum:

Das Klinikum ist ein Krankenhaus der Maximalversorgung. Es beschäftigt fast 10.000 Mitarbeiter. Die Philosophie im Klinikum lautet: Gesundheit ist Lebensqualität. Sie ist das höchste Gut des Menschen. Jede/r Patient/in hat Anspruch auf eine hochqualifizierte Versorgung.

1.2 Pflegekonzept

Der/ die Patient/in steht im Mittelpunkt der Versorgung. Er hat das Recht auf Wahrung seiner Würde und auf Selbstbestimmung. Das Arbeiten im Team zeichnet sich durch klare Aufgabenregelungen aus. Es gibt Experten für Wunden, Diabetes, Ernährung. Der Umgang ist geprägt durch Wertschätzung, Dialog und Transparenz. Ethische Grundsätze vermitteln Geborgenheit.

1.3 Organigramm:

Die Diabetes Fußambulanz und das Diabetes Schulungszentrum haben zum Ziel, Fußproblemen vorzubeugen, bereits aufgetretene Läsionen frühzeitig zu erkennen, qualifiziert zu behandeln und die Mobilität zu erhalten.

1.4 Schwerpunkte der Einrichtung:

Die DFA ist eine von der Deutschen Diabetes-Gesellschaft (DDG) zertifizierte Fußbehandlungseinrichtung mit speziell ausgebildetem Fachpersonal. Der ärztliche Leiter hat sehr viel Erfahrung in der Wundbehandlung. Des Weiteren sind Stationsärzte, zwei Krankenpflegerinnen und eine Podologin fest angestellt. Alle Mitarbeiter sind weitergebildet in Wundversorgung und verfügen über langjährige Erfahrung. Die Zusammenarbeit erfolgt interdisziplinär durch Fallbesprechungen.

1.5 Aufgaben in der Versorgung:

- Strukturierte Diagnostik: Wagner – Armstrong Stadium, Wundbeurteilung, Hautbeschaffenheit, polyneuropathische Untersuchung
- Vorbeugende Fußuntersuchung: Beurteilung der Fußnägel, Deformitäten, Osteoarthropathie, Beratung zur Hautpflege, Gangschule, Entfernung von Hyperkeratosen
- Überprüfung auf adäquate Schuh- und Einlagenversorgung: Vermessung des Fußbett mit einem Fußabdruck, Verordnung von DAF Bettung, Therapieschuh, Orthesen, Gehhilfen.

2. Fallbearbeitung

2.1 Vorinformation

2.1.1 Wundbezogene diagnostische und therapeutische Vorgeschichte des Patienten

Diese Arbeit berichtet von einem multimorbiden, orientierten Pat. mit einer 11 Jahre langen, rezidivierenden Wundgeschichte. Herr S. ist 77 Jahre alt und wird von seiner Ehefrau versorgt, die ihn im Rollstuhl zur DFA gebracht hat. Den Verbandswechsel übernimmt der Pflegedienst alle 2 Tage. Der Ernährungszustand ist gut. Um seine Füße nicht zu belasten, sitzt Herr S. viel im Sessel/ liegt im Bett. Er benutzt im Bett zwei Heel-Lift für seine Füße. Den Arztbriefen ist zu entnehmen, dass bereits 2000 eine PTA des linken Beines gemacht wurde. D4 links und D5 links wurden bereits amputiert. Plantar links lateral Teilresektion vor 6 Jahren. D1 links Endgliedamputation in 2009. Im Sept. 2010 befand sich Herr S. im KH wegen einer Fersennekrose links. Außerdem wurde wegen einer Phlegmone der rechte Vorfuß transmetartasal amputiert. Im rechten Bein wurde eine Ballonangioplastie durchgeführt.

2.1.2 Anamnese und Wundbeurteilung

-Wund und therapiebedingte Einschränkungen: Herr S. gibt an, keine Schmerzen zu haben, unter Schlafstörungen leidet er nicht. Wundflüssigkeit und Geruch stört Herr S. nicht, da er sich bereits daran „gewöhnt habe". Die tgl. Lebensführung sei aufgrund der Bewegung sehr eingeschränkt. Er leide nicht unter Juckreiz, Schwellung, Depression, sozialer Isolation, habe jedoch große Angst vor weiteren Amputationen.

-Selbstmanagementkompetenzen von Pat./Angehörigen und Umgang mit Hilfsmittel:
Herr S. zeigt stolz den Transfer vom Roll- in den Behandlungsstuhl ohne seinen Fuß zu belasten. Seine Frau und er seien „eingespielt". Sie geht einkaufen. In der Wohnung kommt Herr S. alleine zurecht. Freunde kommen zu Besuch und er hält sich an diabetesspezifische Ernährung. Die 2 Schalen Orthese und Therapieschuh werden nicht verwendet.

2.1.3 Wundspezifisches Assessment

-Medizinische Wunddiagnose: Diabetisches Fußsyndrom E 14.50 + G und Typ II Diabetes nicht primär Insulinabhängig mit peripheren vaskulären Komplikationen E 11.50 + G

-Lokalisation: Wunde 1= li Fuß lateral + Ferse, Wunde 2= re Vorfußbereich

- Wunddauer/Rezidiv: seit 9/2010 Wundheilungsstörung, Wunde 1 : Debridement, W/A: 2C // Wunde 2 : mehrfach nachamputiert, W/A: 3 D

- Wundgröße: siehe nähere Differenzierung Anhang

4

- Wundgrund: W1 = feuchte Nekrose, Fibrinbelag, Subkutis, W2= Knochen, Fibrinbeläge
- Exsudat: Wunde 1= wenig serös, Wunde 2= mittelmäßig, fibrinös
- Wundgeruch: Wunde 1= faulig, Wunde 2= faulig
- Wundrand: Wunde 1= leicht mazeriert, Wunde 2= gerötet
- Wundumgebung: Wunde 1= rot, Wunde 2 = trocken, schuppig, geschwollen
-Infektionszeichen: W 1=Rötung, Schwellung, W 2= Rötung, Schwellung, Überwärmung

2.1.4 Wundheilungsfördernde/-hemmende Faktoren

Fördernde Faktoren: HBA 1c von 5,7 % ; Mitarbeit des Pat. in Bezug auf Ruhigstellung des Fußes, guter Ernährungszustand, Nichtraucher

Hemmende Faktoren: Niereninsuffizienz II und renaler Eisenmangel, Glukokortikoidaerosol,

COPD, pAVK, Entzündungszeichen im Wundbereich, Ödeme, Angst, hohes Alter

2.2 Therapieplan vom 31.1.11

2.2.1 Wirkweise und Zielsetzung der Therapiekomponenten (Basistherapie)

Herr S. wurde am 22.12.10 aus einem anderen Krankenhaus entlassen. Die Wundversorgung übernahm ab diesem Zeitpunkt sein Pflegedienst (siehe Verlauf). Herr S. kommt in die DFA zwecks Zweitmeinung. Er hat große Angst vor weiteren Amputationen und ist mit einer stationären Aufnahme einverstanden. Folgende Ziele zur Wundheilung werden geplant:

- Druckentlastung: Herr S. leidet unter einer PNP. Seine Füße belastet er derzeit nicht.
- Infektsanierung: Die Hauttemperaturen des rechten Fußes waren im Vergleich zum linken Fuß dorsal und plantar erhöht. Entzündungszeichen sind deutlich sichtbar (PEDIS 3). Röntgenbefund und Mikrobiologie müssen abgewartet werden. Ggf. bekommt Herr S. eine i.v. Antibiose. Lokal kommen Octenisept und silberhaltige Produkte zur Anwendung.
- Revaskularisation: Erkenntnisse über den Gefäßstatus lagen während der Hospitation noch nicht vor. Fußpulse waren nicht tastbar. Vor 4 Monaten wurde eine PTA des rechten Beines gemacht. Es ist möglich, dass eine Bypass-OP erfolgen muss.
- Amputation: Oberstes Ziel ist der Gewebeerhalt. Sollten Infektsanierung und Revaskularisation nicht die gewünschten Wirkungen zeigen, ist das Gespräch mit Herrn S. zu suchen. Ihm muss verständlich gemacht werden, dass unterlassene Amputationen zu einer Sepsis führen können. Fieber konnte ausgeschlossen werden.
- Diabetes mellitus: Der HBA1c soll in kurzen Abständen kontrolliert werden (alle 3 Wochen)

- Eisenmangel: Ein Eisenpräparat in Verbindung mit Vitamin C soll oral zugeführt werden

- Blutverdünnende Medis: Sollen weiterhin gegeben werden zur Durchblutungsverbesserung

- Ödeme: Diuretika sollen beibehalten werden, um Beinödeme zu verhindern

-Niereninsuffizienz: Um der renalen Anämie entgegenzuwirken soll EPO substituiert werden

2.2.2 Koordination des Versorgungsprozesses

Rücksprache mit Angiologie, Radiologie, Chirurgie und Mikrobiologie müssen gehalten werden, um weitere Therapieziele planen zu können. Der Pat. soll sich regelmäßig in der Nephrologie vorstellen und wird beraten, Kontakt zu einer Podologin aufzunehmen. Schon während des Stationsaufenthaltes plant der orthopädische Schuhmacher mit ärztl. Zustimmung die weitere Schuhversorgung. Der Krankengymnast wird in den Prozess eingebunden.

2.2.3 Maßnahmen zur Wundbehandlung/Wundversorgung

Wunde 1:

Die linke Ferse lateral wurde mit Octenisept und Kompresse gereinigt. Anschließend wurde ein silberhaltiges Distanzgitter (z.b. Atrauman Ag) zur Keimreduktion aufgebracht. Es ist atmungsaktiv und lässt sich atraumatisch entfernen. Als Sekundärverband wurde ein Hydropolymerschaum passend geschnitten (3cm über Wundrand hinaus) und mit Klebevlies befestigt. Der Hydropolymerschaum hält die Wunde feucht und nimmt Exsudat und Zelltrümmer auf. Da leichte Mazerationsgefahr besteht, müsste noch Wundrandschutz (z.B. Cavilon Lolly) betrieben werden, was hier nicht der Fall war. Das Wechselintervall des Verbandes wurde vorerst auf 1x tgl. festgelegt. Nach entsprechender Revaskularisation sollten die feuchte Nekrose und die Fibrinbeläge chirurgisch abgetragen werden. Anschließend sollte je nach Tiefe der Wunde ein Wundfüller(z.B. Hydrofaser oder Alginat) verwendet werden. Als Sekundärverband kommt ein etwas dünnerer PU-Schaum in Frage. Das Wechselintervall kann dann in der Granulationsphase 2-3 x wöchentlich betragen, je nach Exsudat. Lange Intervalle begünstigen die Wundruhe und somit Wundheilung.

Wunde 2:

-Keimreduktion/ Wundspülung/Wundrandschutz/Exsudatmanagement:

Die Wunde wurde mit Octenisept gespült und mit sterilen Vlieskompressen mechanisch gereinigt. Dann wurde der Wundgrund mit NaCl neutralisiert. Als Wundfüller wurde eine mit NaCl angefeuchtete silberhaltige Hydrofiber (z.B. Aquacel Ag) mit der non-touch-Technik so eingebracht, dass sie ca. 2 cm aus der Wunde ragt. Durch die vertikale Flüssigkeitsaufnahme gewährleistet die Hydrofiber einen optimalen Wundrandschutz bei feuchtem Wundgrund. Sie nimmt Exsudat auf und hält freiliegende Sehnen und Knochen feucht. Als

Sekundärverband wurde ein Hydropolymerschaum non adhesiv (z.B. Biatain) gewählt, da er ein feuchtes Wundmilieu erhält. Der Schaum wurde passend geschnitten und mit Mullbinde fixiert. Zur Polsterung wurde Watte verwendet und mit einem Schlauchverband befestigt. Das Wechselintervall beträgt vorerst 1x tgl. und kann nach Abklingen der Infektionszeichen auf alle 2-3 Tage verlängert werden.

-Entfernung von Fibrinbelägen (nach stationärer Aufnahme):

Nach entsprechender Infektsanierung und Revaskularisation sollte ein chirurgisches Debridement vorgenommen werden, um die Fibrinbeläge zu entfernen. Eine Alternative bietet die Hydochirurgie. Sie stellt das bakterielle Gleichgewicht der Wunde her. Um Schmerzen vorzubeugen kann EMLA als Lokalanästhetikum eingesetzt werden. Sie wird unter Transparentfolie aufgetragen und muss mind. 30 Min. wirken. Ein systemisches Anästhetikum muss der behandelnde Arzt anordnen. Madentherapie scheidet aus, da die Wirksamkeit aufgrund Antibiotika und Antikoagulantien fragwürdig ist. Außerdem beklagen viele Patienten Schmerzen und unangenehmen Geruch durch die Madentherapie. Ultraschalldebridement ist bei freiliegenden Knochen kontraindiziert. Enzymatisches Debridement (z.B. Iruxol N) ist aufgrund der Wundgröße unwirtschaftlich und funktioniert nur im engen pH- Bereich. Eine lokale Unterdrucktherapie wäre eine gute Lösung, da sich ödematöse Schwellungen reduzieren und die Granulation gefördert wird. Sie hält die Wunde feucht, verringert Geruch, Exsudat und schafft relative Keimfreiheit. Vorher muss jedoch eine Osteomyelitis ausgeschlossen werden.

2.2.4 <u>Abweichungen des Therapieplans von im Seminar vermittelten Kenntnissen:</u>

Es wurde Octenisept als lokales Wundtherapeutika verwendet. Es hat ein breites Wirkungsspektrum und wirkt innerhalb 2 Minuten. Da es zu metalltoxischen Reaktionen kommen kann und aufgrund schlechter Gewebeverträglichkeit, hätte ich mich für Prontosan entschieden. Prontosan hat zwar einen langsameren Wirkungseintritt, kann aber länger ver- wendet werden und zerstört den Biofilm. Es kann laut Hersteller in der Wunde verbleiben, was jedoch nicht sinnvoll ist, da saugende Materialien zu einem Wirkverlust führen können. Da es nicht kompatibel mit Aquacel Ag ist, muss die Wunde vorher mit NaCl neutralisiert werden. Aufgrund der fauligen Geruchsbildung hätte ich mich für z.B. Actisorb Silver 220 entschieden. Es besteht aus Aktivkohle und elementarem Silber und kann mit NaCl ange- feuchtet in tiefe Wunden tamponiert werden. Es dient als Primärverband. Als Sekundär- verband hätte ich ebenfalls ein PU-Schaum gewählt.

2.2.5 Begleittherapie:

- Verringerung alltagsbezogener Einschränkungen (siehe WWS, Anhang):

Um weiteren Mobilitätseinschränkungen vorzubeugen wird Herr S. angehalten, leichte Bewegungsübungen zu machen. Dem Pat. wird eine psychotherapeutische Therapie zur Reduktion seiner Zukunftsängste empfohlen. Herr S. bekommt Infos von Selbsthilfegruppen.

- Verbesserung von Selbstmanagementkompetenzen:

Der Pat. und seine Ehefrau erhalten Schulungen zum Thema pAVK, Diabetes und Ernährung. Der Pat. ist bereits aufgeklärt und erläutert sein Wissen glaubwürdig. Überforderung wurde nicht festgestellt. Den Verbandswechsel übernimmt der Pflegedienst. Die trockene Haut soll mit Alpresan 10% Harnstoff, später 5% Harnstoff versorgt werden.

- Ernährung und Flüssigkeit:

Der BMI von Herr S. konnte nicht festgestellt werden, da er seinen Fuß nicht belasten darf. Mangelernährung konnte anamnestisch ausgeschlossen werden. Herr S. soll sich entsprechend der Ernährungspyramide ernähren. Die tgl. Eiweißzufuhr sollte jedoch 0,8g/kg Körpergewicht nicht überschreiten, um die Niere nicht weiter zu belasten. Vitamin A, C sowie Mangan, Zink und Kupfer sind wichtig. Die tgl. Flüssigkeitsmenge beträgt ca. 2,4 l.

2.2.6 Ausblick:

Den weiteren Verlauf zu beurteilen erscheint mir sehr schwierig, da bei der Aufnahme kaum diagnostische Ergebnisse vorlagen. Aufgrund des langen Leidensweges des Pat. ist nicht von einer zeitnahen Abheilung auszugehen. Weitere Amputationen sind ebenfalls nicht auszuschließen. Dem Pat. sollten keine übertriebenen Hoffnungen gemacht werden. Folgende Behandlungsziele können erreicht werden: Verbesserung der Lebensqualität durch Verbesserung der Mobilität, Vermeidung von Wundgeruch, Rückführung in die häusliche Umgebung nach dem stationären Aufenthalt. Bei Verschlechterung soll der Pat. sich melden.

3. Schlussteil:

- Folgende Kenntnisse aus dem Unterricht konnten umgesetzt werden: Ich habe mit dem 10g Monofilament und der Stimmgabel gearbeitet um eine PNP auszuschließen. Fußpulse und Fußtemperaturen wurden von mir gemessen sowie eine 2-Schalen-Orthese angelegt. Ich durfte beim Arbeiten mit einem Skalpell und Ringkürette zusehen sowie die Wundbeurteilung/Doku vornehmen. Die theoretischen Inhalte des WWS und FAS PräDiFuß sind in der praktischen Umsetzung klarer geworden.

- Folgende Erkenntnisse wurden vertieft: Ich habe mich intensiv mit den Verbandmaterialien und deren Kompatibilität mit lokalen Antiseptika auseinandergesetzt. Einen Standard zur Fotodokumentation wurde von mir erstellt. Einblicke in Koordinationsprozesse erhielt ich ebenfalls.

- Die Hospitation war für meine persönliche Lernsituation sehr hilfreich, jedoch zu kurz. Ein Tag, in dem ich Herr S. ca. 45 min befragen konnte, reichte nicht aus, um den gesamten Verlauf optimal beurteilen zu können. Ich hoffe irgendwann noch die Möglichkeit zu bekommen gefäßdiagnostische Maßnahmen zu sehen und eine chirurgische Station zu besuchen.

4. Literaturverzeichnis

Bücher, Hefte, Zeitschriften

Pflege von Menschen mit chronischen Wunden (Panfil, Schröder)

Moderne Wundversorgung (Protz) 5. Auflage

Wundauflagen für die Kitteltasche (Vasel,Biergans) 3. Auflage

Diabetes und die Haut (5/2009) Thiede/Lederle

Das Diabetische Fußsyndrom, Praxisleitfaden 10/2008   (Lederle, Kersken, Spraul)

Expertenstandart von Menschen mit chronischen Wunden 2009

Expertenstandart Entlassungsmanagement in der Pflege 2009

Expertenstandart Schmerzmanagement in der Pflege bei akuten oder tumorbedingt chr. Schmerzen 2005

Expertenstandart Ernährungsmanagement zur Sicherstellung und Förderung der oralen Ernährung in der Pflege 2010

Internet

Deutsche Diabetes Gesellschaft DDG (www.deutsche-diabetes-gesellschaft. de)

Deutsche Gesellschaft für Ernährung DGE (www.dge.de)

www.Versorgungsleitlinien.de / nationale Versorgungsleitlinie

Typ 2 Diabetes : Präventions- und Behandlungsstrategien für Fußkomplikationen

www.google.de

www.wikipedia.de

www.icw.de

www.awmf.de

www.ag-fuss-ddg.de

www.diabetic-foot-consensus.com

www.rki.de

Wunddokumentation und Standart Fotodokumentation

Wunddokumentation

Der Fuß Dokumentationsbogen der DFA wurde verwendet. Die Wundbeschreibung erfolgte jedoch handschriftlich von mir, da die DFA ein EDV Programm benutzt, welches meiner Ansicht nach für die Hospitation nicht umfangreich genug war.
Die Wundfläche wurde durch „Kästchen zählen" ermittelt und in den Orginalmaßstab umgerechnet. Auf das Auslitern zur Volumenbestimmung wurde aus hygienischen Gründen verzichtet. Der Patient sollte nicht unnötig belastet werden.
Auf das Datum und die korrekte Lokalisation wurde bei der Fotografie ebenfalls aus zeitlichen Gründen verzichtet. Alle von mir gemachten Fotos sind am 31.1.11 entstanden.

Fotodokumentation

Es wurde mit einer Fujifilm Finepix J 100 mit 10,0 Mega Pixels fotografiert. Der Winkel betrug 90 Grad. Der Abstand betrug 20cm. Es wurde auf möglichst gleiche Lichtverhältnisse geachtet, was sich aufgrund des schwachen Tageslichtes im Raum schwierig gestaltete.

Wundgröße (nähere Differenzierung)

Wunde 1

Wundlokalisation: linker Fuß lateral + Ferse

Wunddauer: seit 9/2010 Wundheilungsstörungen, chirurgisches Debridement

Größe: Länge : von 12-6 Uhr = 3,0 cm
      Breite : von 4- 8 Uhr = 5,0 cm
      Tiefe: -
      Fläche: 22 Quatratzentimeter   feuchte Nekrose von 7 -11 Uhr

Gewebeart: Subcutis, Fibrinbeläge,Nekrose

Wundheilungsphase: Exsudationsphase   Wagner/ Armstrong: 2 C

Exudat: wenig, serös

Geruch: ja, faulig

Wundrand: mazeriert

Umgebung: rot

Infektionszeichen: Rötung

Schmerzen : keine

Wundgröße (nähere Differenzierung)

Wunde 2

Lokalisation: rechter Vorfußbereich

Wunddauer: 9/2010 Wundheilungsstörungen, mehrfach nachamputiert

Größe: Unterteilung in a,b,c   Auf das Auslitern der Wunde wurde aus zeitlichen und
hygienischen Gründen verzichtet.

2 Länge von 12 -6 Uhr = 3,5cm
    Breite von 3 – 9 Uhr = 1,0 cm
    Tiefe = 1,5 cm
    Fläche = 2,5 Quatratzentimeter
    Wundgrund ist komplett mit Fibrin belegt. Tunnel von Defekt a) zu b) bei 1-3 Uhr
    Der Tunnel ist 2,0 cm lang/ 0,4 cm breit / 0,4 cm hoch. Defekt a) und defekt b) werden von
    einer Weichteilbrücke getrennt. Diese ist 2,0 cm lang/ 0,4 cm breit / 0,8 cm dick.
    Der Wundrand ist von 1-3Uhr um 0,4 cm unterminiert.

3 Länge von 12-6 Uhr = 2,2 cm
    Breite von 3 – 9 Uhr = 2,2 cm
    Tiefe : 1,7 cm
    Fläche: 2,5 Quatratzentimeter
    Der Wundgrund ist komplett mit Fibrin belegt. Tunnel zu Defekt a) siehe Beschreibung a).
    Tunnel zu Defekt c) bei 2-3 Uhr. Dieser Tunnel ist 0,5cm lang/0,5cm breit/0,4 cm hoch.
    Defekt b) wird durch eine Weichteilbrücke von Defekt a) getrennt
    (siehe Beschreibung a) und durch eine Weichteilbrücke von Defekt c). Die Weichteilbrücke
    (Grenze Defekt c) ist 0,5 cm lang/0,5 cm breit/0,3 cm dick.

4 Länge: von 12 – 6 Uhr = 2,4 cm
    Breite: von 3 – 9 Uhr = 4,5 cm
    Tiefe: 1, 9 cm
    Fläche : 10 Quatratzentimeter
    Der Wundgrund ist mit Fibrin belegt. Der Knochen ist bei 12 -2 Uhr sichtbar. Länge 0,5 cm/
    Breite 1,5 cm. Tunnel und Weichteilbrücke sind bei 8 – 9 Uhr (siehe Defekt b).
    Wundrand bei 9 -12 Uhr stark gerötet.

Gewebeart: Subcutis, Fibrin, Knochen bei Defekt c)
Wagner/Armstrong : 3 D
Wundheilungsphase: Exudationsphase
Exsudat: mittel, fibrinös
Geruch: faulig
Wundrand: besonders gerötet bei Defekt c)
Umgebung: geschwollen, trocken, schuppig
Infektionszeichen: Rötung, Schwellung, Überwärmung   PEDIS 3

Schmerzen: keine

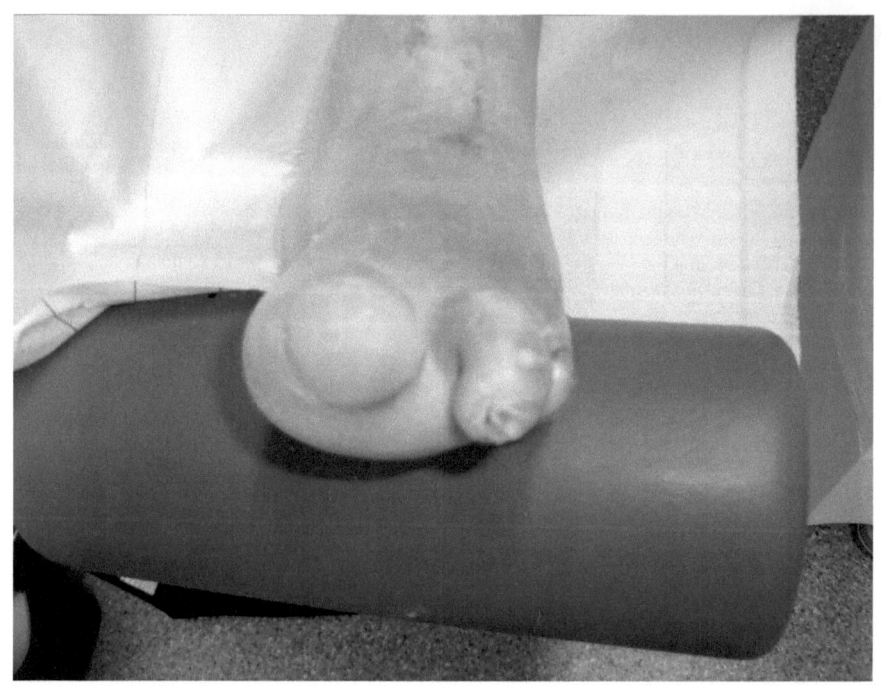

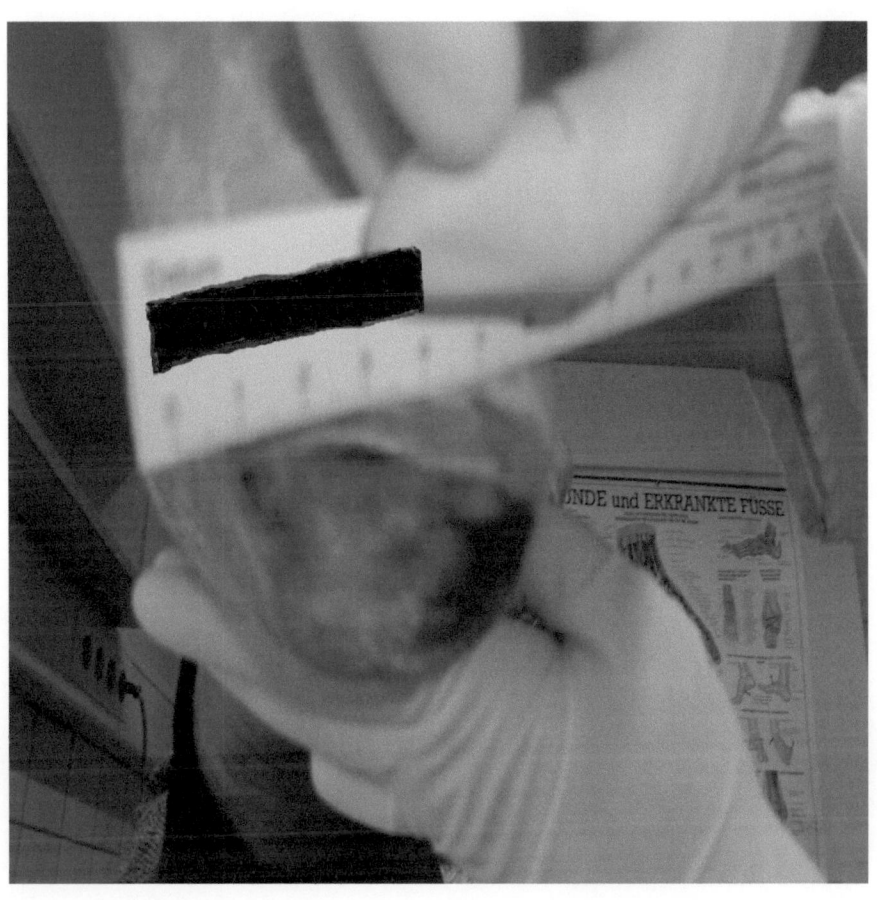

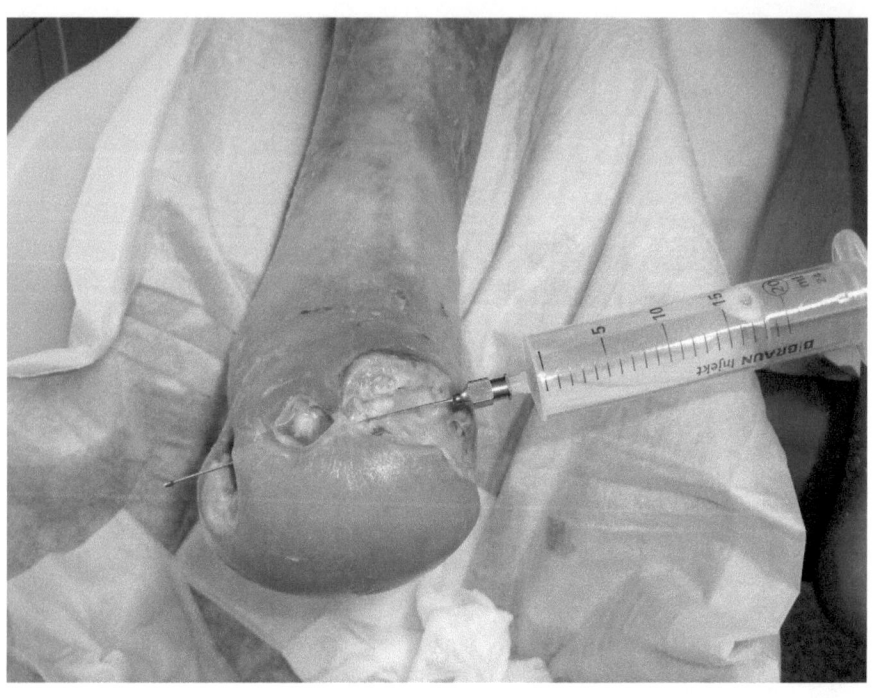

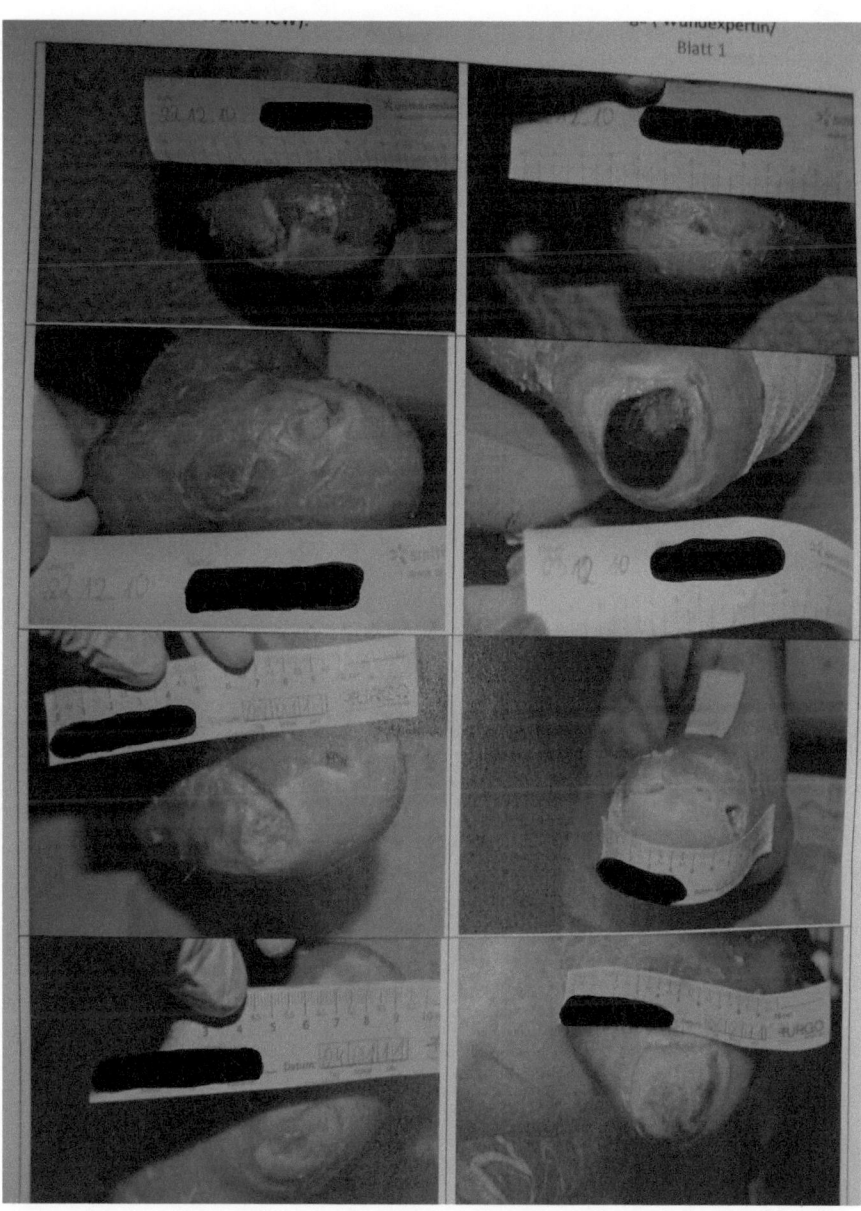

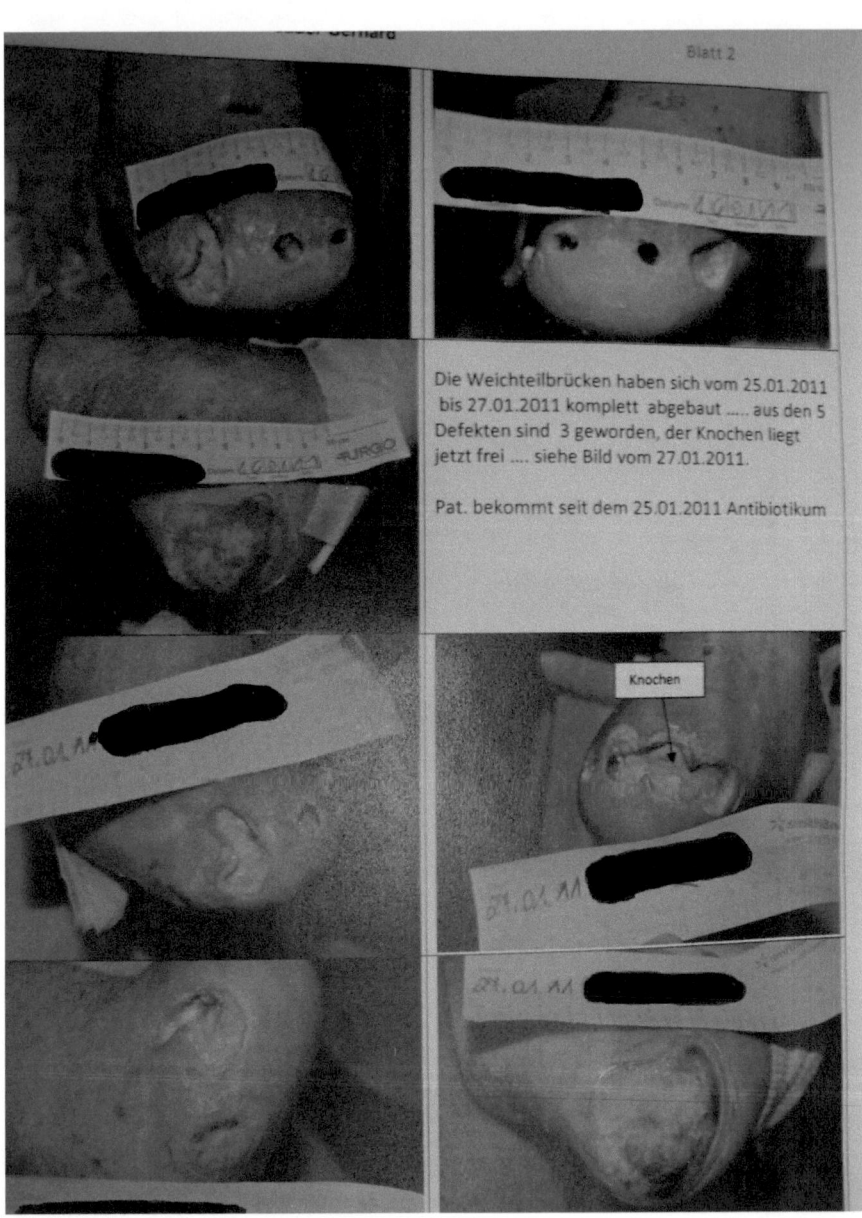

Die Weichteilbrücken haben sich vom 25.01.2011 bis 27.01.2011 komplett abgebaut ..... aus den 5 Defekten sind 3 geworden, der Knochen liegt jetzt frei .... siehe Bild vom 27.01.2011.

Pat. bekommt seit dem 25.01.2011 Antibiotikum